■ 国家自然科学基金委重大研究计划"大数据驱动的管理与决策研究"重点项目（No. 91546203）

■ 国家食品药品监督管理总局研究课题（2015）

药物滥用防治宣传教育手册

主　编　贾忠伟

主　审　刘志民　陆祖宏

编　委　邓艳萍　黄新洁

北京大学医学出版社

YAOWULANYONG FANGZHI XUANCHUAN JIAOYU SHOUCE

图书在版编目（CIP）数据

药物滥用防治宣传教育手册／贾忠伟主编 . —北京：北京大学医学出版社，2016. 10（2017. 2 重印）

ISBN 978-7-5659-1476-8

Ⅰ . ①药… Ⅱ . ①贾… Ⅲ . ①药物滥用–防治–手册

Ⅳ. ①R969. 3-62

中国版本图书馆 CIP 数据核字（2016）第 229353 号

药物滥用防治宣传教育手册

主　　编：贾忠伟
出版发行：北京大学医学出版社
地　　址：（100191）北京市海淀区学院路 38 号　北京大学医学部院内
电　　话：发行部 010-82802230；图书邮购 010-82802495
网　　址：http://www. pumpress. com. cn
E - mail：booksale@ bjmu. edu. cn
印　　刷：北京佳信达欣艺术印刷有限公司
经　　销：新华书店
责任编辑：马联华　袁帅军　　责任校对：金彤文　责任印制：李　啸
开　　本：880mm×1230mm　1/32　印张：2　　字数：55 千字
版　　次：2016 年 10 月第 1 版　　2017 年 2 月第 2 次印刷
书　　号：ISBN 978-7-5659-1476-8
定　　价：10. 00 元

本书由
北京大学医学科学出版基金
资助出版

前　言

　　药物滥用正成为全球重大公共卫生问题，这一现象如不能得到有效遏制，可能会蔓延为严重的社会问题。我国卫生部门和相关监管机构高度关注药物滥用问题，多年来投入大量人力、物力培养了相关的专业技术人才，建立了一定规模的专业医疗机构，对我国药物滥用防控工作发挥了重要作用。近年，随着药物滥用向普通人群扩散和蔓延，对这一问题的防控需要更多机构和人员的参与，尤其需要普通医疗机构的合作和医务人员的配合。但普通医疗机构中的医务人员缺乏对药物滥用者鉴别诊断的技能和经验，急需相关知识的普及和技能培训。本书主要介绍药物滥用、药物成瘾与药物依赖性的基本概念，以及一些常见滥用药物所导致的临床症状，供广大普通医疗机构的医务人员和其他相关人员学习参考。由于出书时间仓促及编者水平所限，书中对有些问题的认识和分析可能存在疏漏，殷切期望专家和读者提出宝贵意见和建议，以便再版时改进和完善。

贾忠伟

2016 年 6 月

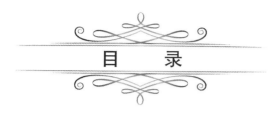

目 录

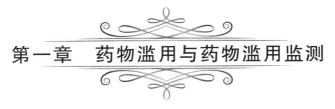

第一章　药物滥用与药物滥用监测

第一节　药物滥用的危害及预防与控制形势

"药物滥用（drug abuse）"是 20 世纪 60 年代中期在国际上开始采用的专用术语，是指与公认医疗实践需要无关的、长期大量使用的、具有依赖性潜力的麻醉药品和精神药品的滥用，与通常所说的"抗生素滥用""激素滥用"的"滥用"完全不同，其专指对麻醉、精神药品的滥用和毒品的使用。

麻醉药品和精神药品作为特殊的医疗用药，在完成医疗目的期间，如果对其监管不当或使用不当，则很容易带来药物滥用问题，如近年李代沫、张元、宁财神（本名陈万宁）、张耀扬、高虎、尹相杰、王学兵等一批影视明星因涉毒相继被抓，云南省楚雄州州长杨红卫、湖南省临湘市原市长龚卫国等多地官员也接二连三被曝吸毒。这些事实给我们敲响警钟，药物滥用不只是在我们传统认识中少数特殊人的行为，而是和我们每个人都可能密切相关。中国国家禁毒委员会办公室（National Narcotics Control Commission，NNCC）发布的《2014 年中国毒品形势报告》显示，截至 2014 年底，全国累计登记吸毒人员 295.5 万名，35 岁以下青少年占在册吸毒人员的57.1%。值得注意的是，合成毒品滥用人员比例（49.4%）首次超过海洛因滥用群体的比例（49.3%）。

2011 年，全球反毒品政策委员会发表报告称，世界各国在禁毒战争中失败，耗费数以百万计的金钱，造成数以千计的人命伤亡，并助长有组织犯罪。英国杂志《经济学人》发表文章指出，只要人们还对严格管制的毒品有需求就会滋生犯罪，在一个地区的严格管制只能把毒品战场转移到另一个地区，无法彻底解决问题。2016 年《柳叶刀》呼吁，要解决药物滥用问题，必须以健康为核心，建立合适的全球公共卫生预防和控制体系。

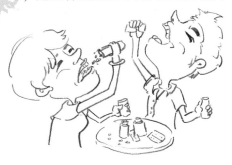

药物滥用给滥用者个人、家庭和社会带来不同程度的严重危害。《2015 年中国毒品形势报告》指出，全国因滥用毒品导致的暴力攻击、自杀自残、毒驾肇事等极端案件事件 336 起；吸毒人员引发的刑事案件 17.4 万起（占刑事案件总数的 14%）；依法注销 14.6 万名吸毒驾驶人的驾驶证，拒绝 1.1 万名吸毒者申领驾驶证。药物滥用不仅可导致个体免疫功能下降，并发或感染传播多种传染病［如病毒性肝炎和获得性免疫缺陷综合征（艾滋病）］，还可能因为长期滥用带来精神疾病，如 2012 年美国迈阿密发生的"食脸男"事件，就是因为该名男子滥用一种被称作"浴盐"的新型毒品而发生的恶性伤人案件。

第二节　药物滥用与药物成瘾、药物依赖性的区别

1. 药物滥用（drug abuse）

在我国，"药物滥用"通常是指为体验该药物产生的特殊精神效应，非医疗目的使用具有依赖性潜力的精神活性物质的行为，包括即时性/尝试性地偶尔使用和反复、大量地使用，最终导致成瘾性以及出现精神和其他躯体障碍，这种用药与公认医疗实践的需要无关。也有一些学者从以下行为角度解释"药

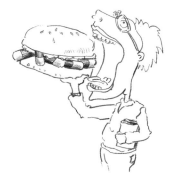

物滥用”的概念：

- 不论是药品类型，还是用药方式和地点都是不合理的；
- 没有医生指导而自我用药，这种自我用药超出了医疗范围和剂量标准；
- 使用者对该药不能自拔，并有强迫性用药行为；
- 由于使用药物，而往往导致精神和身体危害、社会危害。

2. 药物成瘾（drug addiction）

一般被界定为强迫性药物寻求和药物摄入的行为模式，是药物对中枢神经系统刺激所造成的一种强迫性用药行为，通常伴随着一系列脑功能和心理功能的适应性改变，该类功能的改变反过来可进一步强化成瘾者对药物的依赖性。

3. 药物依赖性（drug dependence）

“药物依赖性”是描述药物滥用结果的一个专业术语。根据世界卫生组织专家委员会于 1969 年对“药物依赖性”的描述，药物依赖性是由药物与机体相互作用造成的一种精神状态，有时也包括身体状态，表现出一种强迫性地要连续或定期使用该药的行为和其他反应，目的是要感受该药的精神效应，有时也是为了避免停药引起的不适，可以发生或不发生耐受。

药物依赖性分为精神依赖性和生理依赖性。精神依赖性是指药物对中枢神经系统作用所产生的一种特殊的精神效应，表现为对药物的强烈渴求和强迫性觅药行为；生理依赖性主要是指机体对长期使用依赖性药物所产生的一种适应状态，包括耐受性和停药后的戒断症状。机体产生这种状态的表现形式之一是需要不断增加药物摄入剂量才能维持原有药效作用和持续时间，我们称这种现象为“耐受性”。当这种外源性药物的摄入减少或停止时，机体就会出现一系列特征性的戒断症状。用药者可以对一种以上药物产生依赖性。

能引起依赖性的药物，常兼有精神依赖性和生理依赖性。阿片类和镇静催眠药物在反复用药过程中，通常先产生精神依赖性，后产生生理依赖性。可卡因、苯丙胺类中枢兴奋药主要引起精神依赖性，但大剂量使用也会产生生理依赖性。少数药物（如致幻剂）只产生精神依赖性，而无显著的生理依赖性。

第三节 具有依赖潜力的药物分类

麻醉药品和精神药品（简称"麻精药品"）在整个生产、制造和使用过程中都受到了严格管制，管制体现在两个原则：①管好，防止非法流失；②用好，保证医疗使用。目前国际对麻精药品的分类主要遵循以下 4 种标准：

1. 法律分类

法律分类是指依据联合国有关国际公约的规定进行的分类。根据《联合国禁止非法贩运麻醉药品和精神药物公约》（简称《联合国禁毒公约》）的规定，具有药物滥用和依赖性潜力的物质分为两大类：①麻醉药品：包括阿片类、可卡因和大麻；②精神药品：包括镇静催眠药、苯丙胺类中枢兴奋药和致幻剂。

2. 世界卫生组织分类

根据精神活性物质的滥用潜力，世界卫生组织将其分为 8 类（表 1.1）。

表 1.1 具有滥用潜力的精神活性物质

种类	药物依赖性强度		代表药	来源
	生理依赖性	精神依赖性	（物质或有效成分）	
阿片类	++++	++++	吗啡，海洛因	植物，合成
镇静催眠药	++++	+→++++	苯二氮䓬类	合成
酒	++++	+→++++	乙醇	植物，合成
大麻	+	+++	$^\Delta 9$-THC	植物

续表

种类	药物依赖性强度		代表药	来源
	生理依赖性	精神依赖性	（物质或有效成分）	
中枢兴奋药	+→++	++++	甲基苯丙胺，可卡因	植物，合成
致幻剂	+±	++	LSD，麦司卡林	植物，合成
挥发性溶剂	－	++	汽油，甲苯等	合成
烟草	+	++→+++	尼古丁	植物

△9-THC，△9-四氢大麻酚；LSD，麦角酸二乙酰胺

3. 根据药理学（或药效）分类

根据药理学，可将具有药物依赖性潜力的物质分为四大类：①中枢抑制药：酒、镇静催眠药、阿片类；②中枢兴奋药：苯丙胺类、可卡因、咖啡因、Khat（恰特草）；③致幻剂：麦角酸二乙酰胺（LSD）、麦司卡林、大麻、氯胺酮、挥发性溶剂；④兼具兴奋和致幻作用的药物：MDMA（3，4-亚甲基二氧甲基苯丙胺，俗称"摇头丸"）、卡西酮（类）。

4. 根据药物制造材料分类

可分为天然植物毒品和化学合成毒品两大类。合成毒品（synthetic drugs）是指由化学合成而来的毒品，又可根据其作用性质分为：中枢抑制类（苯二氮䓬类和非苯二氮䓬类），中枢兴奋类［以苯丙胺类中枢兴奋药（ATS）为主］+卡西酮类（化学合成或天然植物提取），致幻类（如分离性麻醉剂等）和合成大麻素（spice）。天然植物来源的"毒品"相对稳定，如海洛因，大麻等。化学合成毒品［包括策划药（designer drugs）、医疗药品及其他新精神活性物质］鉴于其合成便利，因而变化较快，新型种类层出不穷。

除了以上国际通用的4种分类标准，还有如下几种常用毒品的称谓：

新精神活性物质及"第三代"毒品

2013 年，联合国药品管制署（United Nations Office on Drugs and Crime，UNODC）将新精神活性物质（new psychoactive substance，NPS）定义为新发生/发现的具有成瘾性的物质，多数尚未列入两个国际公约管制。这类物质多是在被管制药物化学结构上加以修饰，得到与原来的毒品结构不同，但效果相近的"合法"物质，以逃避监管。新精神活性物质与毒品同样具有成瘾性，甚至其药理作用超过毒品，长期滥用，对人的生理和精神状况都会造成伤害。新精神活性物质又被称为"第三代"毒品。"第一代"毒品是指鸦片、海洛因、大麻等植物来源的传统毒品，"第二代"毒品是指苯丙胺类等化学合成毒品。

策划药

"策划药"是为规避现行法律而制造的毒品，这类毒品一般是通过人为地对管制毒品（controlled substance）的化学结构进行加工修饰，形成一种与该管制毒品化学结构类似的新化合物。新精神活性物质就属于"策划药"。近年主要出现的策划药有：4-甲基甲卡西酮（4-methylmethcathinone，4-MMC），俗称"喵喵"（meow meow）；亚甲基二氧吡咯戊酮（methylenedioxypyrovalerone，MDPV），俗称"浴盐"。

舞会药

"舞会药"亦称为娱乐性毒品（recreational drugs）。20 世纪 90 年代，"舞会药"首先流行于美国等西方国家，主要在通宵派对、狂欢舞会和酒吧中滥用，因此而得名。"舞会药"能给使用者带来兴奋、致幻和放松的感觉。代表药有可卡因、冰毒、氯胺酮、大麻、LSD、羟色胺类、γ-羟基丁酸（GHB）、氟硝西泮等。

第四节　药物滥用监测

1. 药物滥用监测的概念

药物滥用监测是疾病监测的一个分支。世界卫生组织（WHO）将疾病监测定义为：对疾病的动态分布及其影响因素进行长期、连续的观察，系统地收集疾病的发生、流行情况等各种卫生资料，进行分析研究，并将信息迅速地报告和反馈到相关部门，为制订疾病防治对策和措施提供科学、系统的数据，使疾病的控制更加完善和有效。药物滥用监测是疾病监测的一部分，是指对人群中麻醉药品和精神药品使用和滥用情况进行长期、连续的观察，系统地调查和收集资料，及时发现麻醉药品、精神药品非法流弊和滥用问题，及时掌握药物滥用现状、动态分布、滥用者的人口学特征、滥用麻醉药品和精神药品的种类、滥用方式和可能的发展趋势，分析、确定各地区乃至全国药物滥用基本情况，为麻醉药品、精神药品的科学管理和禁毒工作提供科学数据。

2. 药物滥用监测的意义

药物滥用监测工作是禁毒工作的重要组成部分，通过药物滥用监测可了解药物滥用的全局状况，为政府制订禁毒政策和相关疾病控制策略提供依据。药物滥用监测与疾病控制的关系可以从以下两个方面理解：第一，药物滥用/药物成瘾本身是一种脑疾病；第二，吸毒者往往有多种医学和健康问题，其中多数同时罹患多种传染病，特别是获得性免疫缺陷综合征。

3. 药物滥用监测的模式

药物滥用监测分为被动监测和主动监测两种形式。前者指各级监测站点按要求和规定收集资料，定期汇总上报；后者是根据某特定问题，由上级部门部署或计划定期（或不定期）地开展调查或系统收集资料，两种监测形式相互补充。药物滥用监测对象可分为一般人群监测、高危人群监测和场所人员监测。我国目前主要是对以被动监测为主的场所进行监测。

但是，欧美等发达国家基本能实现通过主动和被动监测，涵盖上述三类监测对象，例如："药物使用与健康调查（the National Survey on Drug Use and Health，NSDUH）"针对美国居民家庭进行等概率抽样调查，估算全国的药物滥用人数；"监测未来调查（Monitoring the Future，MTF）"对全国范围的高年级中学生进行调查，估算在青少年（美国社会药物滥用高危人群）中成瘾性药物的使用情况及其动态变化；"全国药物滥用警告网（Drug Abuse Warning Network，DAWN）"负责收集药物滥用中毒死亡相关的病例报告，监测美国药物滥用现状和趋势，列出具有危险倾向的药物；"全国药物预警系统（National Drug Early Warning System，NDEWS）"监测新出现的趋势，帮助专家迅速发现违禁药物和"策划药"的滥用和流行趋势；"刑拘人员药物滥用监测计划（Arrestee Drug Abuse Monitoring，ADAM）"调查刑拘人员中违禁药物的使用情况和相关问题。

4. 我国药物滥用监测体系

我国药物滥用监测于 1988 年起步，截至目前已建立了覆盖全国 31 个省级行政区域的药物滥用监测体系。监测体系结构为：国家食品药品监督管理总局负责行政协调，国家药物滥用监测中心（设在北京大学中国药物依赖性研究所）具体负责组织、协调和业务指导全国药物滥用监测工作。各省药物滥用监测上报流程为：各省级药物滥用监测中心收集本省各市、区的药物滥用监测点信息，并通过网络上报国家药物滥用监测中心（见下图）。监测点包括：公安机关和司法行政部门设置的强制隔离戒毒所，社区戒毒、社区康复及社区药物维持治疗，禁毒执法机构的拘留所、看守所和自愿戒毒机构。我国药物滥用监测体系主要存在的问题是：没有对一般人群的、系统的药物滥用监测手段和机制。

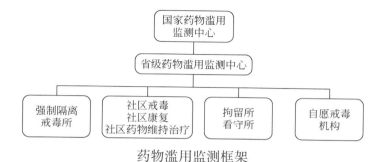

药物滥用监测框架

第二章　常见具有滥用潜力的物质

本章主要介绍我国麻醉药品和精神药品目录中所列的品种，并简要介绍一些尚没有列入目录，但存在滥用的临床用药和新出现的精神活性物质。

第一节　麻醉药品

麻醉药品大致可分为 4 种：阿片类（包括天然来源的阿片以及从中提取的有效成分），古柯类（可卡因、古柯碱等），大麻类，以及用于临床的合成制剂。麻醉药品与通常所说的麻醉药（麻醉剂）概念不同。麻醉药品是在临床上主要用于镇痛，连续使用、滥用或者不合理使用时，易产生生理依赖性和精神依赖性，能成瘾癖的药品。麻醉剂是指能可逆地抑制中枢神经系统或周围神经系统，具有使机体产生暂时感觉消失特别是镇痛的药理作用（多用于外科手术中的麻醉），但没有依赖性潜力。

1. 阿片类（opiates）

阿片制剂是目前临床最常用的镇痛药，能够对机体产生类似吗啡的效应。阿片的原生植物是罂粟。阿片类药物从阿片衍生而来，是指能与阿片受体结合并产生不同程度激动效应的天然或合成物质。阿片类药物分类方法有多种，常见的是按来源分类：①天然阿片生物碱类：吗啡、可待因（甲基吗啡）、蒂巴因（二甲基吗啡）；②半合成衍生物：海洛因（二乙酰基吗啡）、蒂巴因衍生物（埃托啡，丁丙诺啡）、氢吗啡酮；③人工合成麻醉性镇痛药：苯哌啶类（哌替啶，芬太尼）、苯并吗啡烷类（喷他佐辛）、吗啡烷（左吗喃，左啡诺）、二苯甲烷类（美沙酮，喷他佐辛，右丙氧芬）。

（1）阿片类药物滥用定义：指反复和过度使用阿片类制剂或人工合成麻醉性镇痛药，导致出现心理或躯体损害以及社会功能受损的某种精神障碍性疾病。

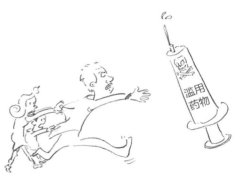

（2）阿片类药物滥用、成瘾/依赖的临床表现：阿片类药物滥用者在依赖形成前没有特异性的临床表现，一般表现为阿片类药物的不良反应，如恶心呕吐、呼吸抑制、眩晕、神志模糊、烦躁、皮肤瘙痒、便秘、胆道压力升高、尿潴留、体位性低血压、痛觉敏感性增高等，极少数患者可能发生谵妄。除以上基本症状外，滥用者往往会表现出一些精神方面的症状，即在没有任何躯体疾病、神经系统疾病、精神疾病史和其他外在事件影响的情况下，患者出现思维活跃、注意力不容易集中、兴趣狭窄、对正常人际交往抵触、情绪起伏大、睡眠节律失调、痛觉敏感等。如果持续出现这些症状，则需要进一步实验室检查，进行确诊。

阿片类物质成瘾患者，常呈无基础疾病的慢性病体征：面色萎黄、苍白或晦暗，面容憔悴，眼神游移、涣散；体形消瘦，营养不良，姿态蜷缩；少语或懒言，体倦自汗。如果是以静脉注射的方式滥用，一般会在患者四肢的血管走行区发现密集的注射针眼，长期注射部位的浅表血管塌陷。如果是以鼻吸的方式滥用，患者的鼻黏膜会充血，长期滥用者鼻中隔会溃疡。如果是以吸烟的方式滥用，则患者牙齿黄褐以及与年龄不符的牙齿脱落。如果患者有以上特征，并伴有无基础疾病的异常精神状态、异常行为特征、人格障碍、焦虑和抑郁等情绪改变，可追问病史或者进行尿检。

（3）阿片类药物戒断的临床表现：长期滥用阿片类药物一旦突然停止使用，患者会出现撤药症状（戒断反应）。这些症状在停药后几小时内即可出现，主要撤药症状会在 24～48 小时内达到顶峰。患者除了具有成瘾/依赖的体征体貌外，表现出的戒断症状包括：渴求、焦虑、卡他症状、坐卧不安、骨骼肌肉疼痛、失眠、腹痛腹泻、恶心呕吐、大片"鸡皮疙瘩"等。除了躯体症状外，患者还会有强烈的焦虑症状和抑郁情绪。

（4）阿片类药物中毒的临床表现：使用过量的阿片类药物的患者常处于木僵状态，昏迷、针尖样瞳孔和呼吸抑制是阿片类药物中毒的典型症状。如果剂量过大，患者则处于深度昏迷，患者的呼吸频率降得很低或出现窒息，严重的可致死。由于气体交换频率降低，血压在初期接近正常，但随后逐渐下降。如果缺氧状态持续，可能会导致毛细血管损伤，并需进行抗休克治疗。

（5）阿片类药物作用机制：阿片类药物通过模拟内源性阿片样肽，与体内各处的特异性阿片受体结合，参与人体镇痛、免疫调节、学习记忆、精神活动调节、神经内分泌、神经保护、心血管功能、消化功能、呼吸功能等。人体内源性阿片样肽广泛分布于人类中枢神经系统，若长期重复使用阿片类药物，可导致脑内的神经和内分泌系统失衡，以及大脑结构和功能的改变。这些改变必定影响人的正常判断力、行为调节能力以及对应激的反应能力。

2. 古柯类（Coca）

古柯类的使用历史有 2500 年之久。在南美大陆安第斯山脉地区的原住民印第安人和采矿者常常咀嚼古柯叶，以提神、止痛并增强抵御恶劣自然环境、高山反应以及抗疲劳和抗饥饿的应激能力。随着 19 世纪末古柯的工业化生产以及 20 世纪 70 年代"快克"（Crack，便宜的强效纯可卡因）的成功合成，古柯类药物的滥用人群迅速扩大。

（1）古柯类药物滥用：古柯类药物主要有古柯叶、古柯膏和可卡因。古柯叶主要以咀嚼、泡茶的方式滥用。古柯膏以雪茄和水烟的方式吸食。可卡因的滥用方式主要有口服、鼻吸及静脉注射。古柯类药物滥用人群分布较广，在不同年龄、不同种族及不同职业的人中均有滥用者。古柯类药物中滥用最普遍的是可卡因，使用者可表现出情绪高涨、好动、健谈及攻击倾向。

（2）可卡因滥用、成瘾/依赖的临床表现：在单次使用可卡因后，几分钟至1小时之内就可起效，通常表现为欣快效应、精力充沛、健谈和精神情绪改变，尤其对光、声音以及触觉的增敏，并可暂时抑制食欲和睡眠。不同的滥用方式会导致可卡因的欣快效应持续时间不同。吸收较快的滥用方式，滥用者可体验到更强的感受，但持续时间较短。例如：吸烟可使可卡因迅速进入血液，欣快效应持续5~10分钟；烫吸吸入相对较慢，但欣快效应可持续15~30分钟。可卡因短期滥用效应还表现为血管收缩、瞳孔散大、体温升高、心率加快、血压升高。大剂量滥用可出现腹痛、恶心、坐卧不安、易激惹、焦虑、恐慌、偏执、颤抖、眩晕和肌肉抽搐；有时还会出现严重的并发症，如心律失常和心力衰竭、脑卒中（中风）、抽搐、惊厥、头痛、昏迷以及猝死等，甚至出现奇异、古怪或暴力的行为。

可卡因具有极强的成瘾性，主要临床表现包括：①精神症状：如强烈的药物渴求感（强迫性觅药行为）、异常精神状态、焦虑、疑虑、担心和紧张，可伴有心悸、脉快、腹胀、厌食等。成瘾者注意力难以集中，对日常生活中的事务丧失兴趣，易惊吓、激惹，对外界刺激易出现惊跳反应，严重者伴有人格分裂、时空感知改变、癫痫等。②躯体症状：导致个体免疫系统抵抗力下降，乏力，食欲减退，恶心，肝大且有压痛、叩击痛，脾异常，肝、肾功能异常，心肌缺血症状，心肌病，心肌炎，心律失常，高血压，肺动脉高压，肺水肿，主动脉破裂。

（3）可卡因戒断的临床表现：戒断症状包括病理性心境恶劣、

嗜睡、疲劳、可卡因渴求、心动过缓。

（4）可卡因中毒的临床表现：可卡因中毒主要表现为心动过速或过缓、瞳孔扩张、高血压或低血压、出汗或寒战、恶心或呕吐、体重减轻、精神运动型激越或迟缓、意识错乱、癫痫发作、运动障碍、肌张力失常或昏迷，经常因为呼吸抑制、心律失常、心力衰竭、高热、酸中毒和癫痫发作而猝死。可卡因急性中毒常见于已戒掉毒瘾后的首次复吸。超剂量中毒致死常见于没有经验的青少年。

（5）可卡因作用机制：可卡因是从古柯叶中分离出的一种生物碱，是强效的中枢神经兴奋药和局部麻醉剂，能够阻断神经传导而产生局部麻醉作用，并可通过抑制"奖赏系统"（中脑-边缘多巴胺系统）的多巴胺转运体、5-羟色胺转运体以及去甲肾上腺素转运体，增加突触间隙和细胞外单胺类神经递质浓度而产生欣快感和强化效应。

3. 大麻类（Marihuana）

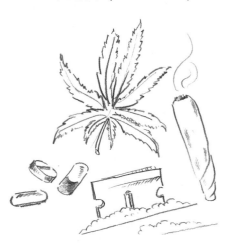

大麻是目前全球滥用最广泛的毒品之一，大麻滥用最常见的方式是将其卷成香烟，或将其捣碎后混入一般烟叶里做成大麻烟，以及以大麻油为原料制作注射使用的大麻衍生物。多数大麻滥用者的共同感受是欣快、放松，其他一些如（对光和颜色等）感觉敏化、时间知觉改变、食欲增加等感受则因人而异。

（1）大麻滥用、成瘾/依赖的临床表现：抽吸大麻期间，认知功能、感觉、反应时间、学习和记忆都会受到损害。一次使用超大剂量大麻，或者使用更纯和效能更高的大麻，或者没有滥用经验的人首次使用超大剂量大麻，都会出现焦虑、害怕、不信任和惊恐的表现。使用超大剂量大麻的滥用者还会表现出急性精神症状，如幻觉、错觉、妄想以及自我认知的缺失。

大麻成瘾的临床躯体症状包括：下丘脑受损、呼吸道受损（表现为气管炎、咽炎、气喘发作、喉头水肿）、生殖功能降低（男性精子减少、女性生理周期紊乱甚至停止排卵）、肌肉张力松弛、站立不稳、平衡功能障碍、运动协调性减弱、操作能力下降等。大麻成瘾主要以心理依赖为主，生理依赖的症状一般较轻，停药后很短时间可恢复。大麻成瘾的临床精神症状表现为冷漠、呆滞、做事乏味、懒散、情感枯燥、易怒、记忆/思考/注意力/判断力下降、反应迟钝等，对个人仪表、卫生、饮食均失去兴趣，严重者可引发意识不清、焦虑、抑郁、躁狂症，甚至自杀，临床表现为"缺乏动机综合征"或"全盘淡漠感"。

（2）大麻戒断的临床表现：大麻戒断患者常表现为烦躁不安、失眠、易激惹、睡眠脑电图异常、轻度激越、恶心、肌肉痉挛等。

（3）大麻中毒的临床表现：大麻中毒可以引起情绪、感觉以及动机欲望方面的变化。

（4）大麻类药物的作用机制：在燃烧大麻的烟雾中有多种化学物质，已鉴定出61种不同的大麻酚类物质，其中药理活性最强的是 $\Delta 9$-四氢大麻酚（$\Delta 9$-THC），它是大麻中的主要成瘾物质。THC通过与脑内大麻受体结合而发挥作用。大麻受体的天然配体不是大麻，而是花生四烯酸衍生物，属 G 蛋白偶联受体。THC 可能通过大麻受体抑制支配伏隔核区的谷氨酸能神经纤维末梢释放谷氨酸，进而选择性地促进伏隔核壳部释放多巴胺，产生类似于内源性大麻素的效应，使滥用者体验到欣快和放松的感觉。

第二节　精神药品

本节介绍的精神药品主要包括联合国《1971 年精神药物公约》

中所列的镇静催眠药、苯丙胺类兴奋剂和致幻剂。

1. 镇静催眠药（sedative-hypnotics）

镇静催眠药是一种中枢神经系统抑制药，是临床上使用广泛的一类治疗药物，可使人由兴奋、激动和躁动转为安静。镇静药和催眠药是两类不同的药物，但无明显的界限，同一种药物随着剂量的增加，依次产生以下效果：镇静、催眠、抗惊厥、抗癫痫和中枢性肌肉松弛作用。若镇静催眠药使用不当，则很可能形成药物滥用或依赖性，目前主要的镇静催眠药包括：巴比妥类药物（司可巴比妥和戊巴比妥）、苯二氮䓬类药物（包括三唑仑、地西泮、艾司唑仑、阿普唑仑、劳拉西泮、氯硝西泮）、新型非苯二氮䓬类药物（佐匹克隆、唑吡坦、扎来普隆及右佐匹克隆）等，目前临床使用的各类苯二氮䓬类药物均具有潜在的依赖性，越是短效药物，潜在的依赖性越大。

（1）镇静催眠药滥用、成瘾/依赖的临床表现：巴比妥类药物依赖患者的典型表现为消瘦、无力、胃肠功能不良、食欲下降、多汗、皮肤灰暗无光泽、性功能明显低下、皮肤划痕反应阳性、伴有药源性肝损伤。其轻躁狂常表现为易疲劳、欣快、躁动不安，一般历时短暂，可持续数小时至数天。苯二氮䓬类药物滥用的临床表现为轻度的镇静、催眠，甚至昏迷。

（2）镇静催眠药戒断的临床表现：巴比妥类戒断常表现为震颤和激动，出现全身不适、心慌、流泪、眩晕，甚至大小便失禁等自主神经症状。重者突然停药可出现惊厥、癫痫、药源性幻觉、类精神分裂等症状。苯二氮䓬类药物突然停药可出现失眠、烦躁、紧张、头痛、恶心、呕吐、肌肉疼痛、震颤、抽搐及类癫痫发作等。短效的苯二氮䓬类药物的戒断反应发生在停药 2~3 天，长效的戒断反应发生在停药 7 天内，一般可持续时间 3~10 天，调查发现96.2%的患者在戒断 1~3 天后又需重新服药。

（3）镇静催眠药中毒的临床表现：巴比妥类药物本身有较严重

的毒副作用，可导致肝、肾、骨髓抑制及皮疹等副作用，且成瘾性大。此类药物在 2000 年已被《国家基本药物目录》淘汰，目前其在各医院只用于控制癫痫、抗惊厥等，很少用于镇静催眠。巴比妥类药物中毒者可出现人格改变和智力障碍，主要表现为丧失进取心，对家庭和社会失去责任感。苯二氮䓬类药物中毒，轻者表现为中枢神经系统症状，如头晕、眩晕、嗜睡、步态不稳、共济失调、瞳孔缩小等；重者可有心血管系统表现，如中毒时间较长可出现低血压、皮肤湿冷、脉搏快而弱等血液循环衰竭症状；大剂量使用中毒时，可抑制中枢神经系统及心血管系统，如低血压、心跳停搏，还可导致呼吸变慢、变浅、不规则，严重者呼吸抑制甚至停止。

（4）镇静催眠药的作用机制：巴比妥类药物主要作用于与觉醒有关的脑干网状结构，选择性地抑制上行激活系统的活动。其小剂量可抑制大脑皮质，产生镇静催眠作用；较大剂量可使感觉迟钝，活动减少，产生困倦和睡眠；中毒剂量可导致昏迷，甚至死亡。苯二氮䓬类药物作用部位和作用机制与巴比妥类相似，都对中枢神经系统的抑制作用有高度选择性，以抑制大脑边缘系统为主。非苯二氮䓬类药物作用于苯二氮䓬类药物 GABA-A 型 Cl^- 通道，佐匹克隆是非选择性结合苯二氮䓬类 ω_1 受体，唑吡坦和扎来普隆选择性作用于苯二氮䓬类 ω_1 受体。它们的镇静催眠作用与苯二氮䓬类药物相似，但依赖性和戒断症状较轻，被认为是苯二氮䓬类药物合适的替代品。

2. 苯丙胺类兴奋剂（amphetamine type stimulants，ATS）

苯丙胺类兴奋剂是苯丙胺及其衍生物的统称。根据其化学结构、药理学、毒理学特性，可分为四类：兴奋型苯丙胺类（苯丙胺、甲基苯丙胺、卡西酮和哌甲酯）、致幻型苯丙胺类［二甲氧甲苯丙胺（DOM）、溴二甲氧苯丙胺（DOB）和麦司卡林］、抑制食欲型苯丙胺类（芬美曲秦、苯二甲吗啉，二乙胺苯丙酮和芬氟拉明及右旋芬氟拉明）和混合型苯丙胺类［3，4-亚甲基二氧甲基苯丙胺（MDMA）和3，4-亚甲二氧基乙基苯丙胺（MDEA）]。苯丙胺类兴奋剂进入脑部速度快，并在脑组织中蓄积，一般在摄入数分钟内即可对周围神经和中枢神经产生作用。目前我国最常见的苯丙胺类兴奋剂是"冰毒""摇头丸"和"麻古"。"冰毒"，又名甲基安非他明、去氧麻黄碱，纯品形似冰，故俗称"冰毒"。"冰毒"有胶囊、粉剂、小块状等多种形式，可抽吸、鼻吸、口服或注射。"摇头丸"为圆形、方形、菱形等多种形状、多种颜色的片剂，因滥用者服用后会随着音乐节拍不由自主地手舞足蹈、疯狂地摆动头部，故被称为"摇头丸"。"麻古"是一种加工后的冰毒片剂，外观与摇头丸相似，上面印有"R""WY""66""888"等标记。

（1）苯丙胺类兴奋剂滥用、成瘾/依赖的临床表现：①"冰毒"的临床表现主要是精神兴奋和性欲亢进，具体表现为呼吸脉搏急促、判断力失准、重复怪异行为、情绪不稳、产生幻觉、突如其来的恐慌感或被害妄想、狂躁症、自杀及可导致激动不安及暴力行为，对食物和睡眠要求降低。冰毒吸食者有暴力攻击倾向，易引发暴力攻击、性侵害、抢劫等事件，成为社会治安隐患。②"麻古"服用后大量耗尽服用者的体力和免疫功能，服用者表现为极度兴奋或亢奋。

（2）苯丙胺类兴奋剂戒断的临床表现：冰毒戒断症状表现为嗜睡、易激惹、焦虑、攻击性、快感缺失和抑郁症。戒断症状的严重程度与使用频率相关，这些症状通常在停药2周内自动消失，但稽延性戒断症状可能需要几周，这成为持续恢复的一大障碍。

（3）苯丙胺类兴奋剂中毒的临床表现："冰毒"急性中毒分轻度、中度和重度三个程度，轻度中毒表现为瞳孔扩大、血压升高、脉搏加快、恶心、出汗、口渴、呼吸困难、肌痛、震颤、反射亢进、头痛、兴奋躁动、感觉异常等症状；中度中毒主要出现失眠、意识障碍、精神错乱、抑郁、谵妄、幻听、幻视、被害妄想等一系列精神症状；重度中毒出现心律失常、痉挛、出血、胸痛以及心、脑、肝、肺、肾等多器官损害和代谢紊乱，甚至可致高热、昏迷、肝坏死、弥散性血管内凝血、循环呼吸衰竭或合并多器官功能衰竭而死亡。"冰毒"慢性中毒比急性中毒更为常见，通常以重度的神经精神异常症状为特征，如幻听、妄想、人格变异、精神偏执、心胸狭窄、行事孤僻、人际关系破裂等，还可能出现明显的暴力倾向。

"摇头丸"短时间大剂量使用或敏感个体小到中等剂量使用可引起急性中毒，主要临床表现为急性高热、心动过速、血压升高、心律失常、过度换气、恶心、呕吐、腹泻等，并伴有肌阵挛、共济失调、震颤、肌痛、咬牙、磨牙、意识状态改变。由于有急性高热，再加上环境通风不良、液体补充不足，此类中毒极易发生严重的急性并发症，如致命性高热、横纹肌溶解、弥散性血管内凝血、急性肾衰竭、脑出血、癫痫发作。"摇头丸"慢性神经毒性主要表现为精神行为异常，常见症状为惊恐发作、焦虑、失眠、抑郁、自杀、持续性偏执精神病、急性精神病、记忆障碍等。"麻古"长期服用会导致情绪低落及疲倦、精神失常，损害心脏、肾和肝，严重者甚至导致死亡。

（4）苯丙胺类兴奋剂的作用机制：苯丙胺类兴奋剂主要作用于儿茶酚胺神经细胞的突触前膜，通过促进突触前膜内单胺类递质（如去甲肾上腺素、多巴胺和5-羟色胺等）的释放、阻止递质再摄取、抑制单胺氧化酶的活性而发挥药理作用，从而产生强烈的中枢神经兴奋作用和致欣快作用。

3. 致幻剂（hallucinogenic）

致幻剂指可引起滥用者感觉和情绪上的变化、对时间和空间产生错觉、幻觉，直至导致自我歪曲、妄想和思维分裂的天然或人工合成的一类精神药品，又名拟精神病药物，分为天然致幻剂与合成致幻剂。我国常见的天然致幻剂包括：乌羽玉（三甲氧苯乙胺，是苯乙胺的衍生物）、致幻蘑菇、曼陀罗（东莨菪碱、莨菪碱、阿托品、阿朴阿托品、降阿托品、曼陀罗素）和肉豆蔻（又称"麻醉果"，含有毒的肉豆蔻醚）；常见人工合成的致幻剂包括：氯胺酮、麦角酸二乙酰胺（LSD）和麦司卡林。氯胺酮是一种分离性麻醉剂，医学上常用于全麻诱导、基础麻醉及镇痛。氯胺酮在滥用时被称为"K粉"，滥用方式为气雾法鼻吸、口服、肌内注射、静脉注射等多种方式。LSD是一种无色、无味、无嗅的液体。麦司卡林是强致幻剂，没有医药用途，其药物作用与LSD相似。

（1）致幻剂滥用、成瘾/依赖的临床表现：氯胺酮滥用常表现为多系统不同临床症状，其中泌尿系统主要表现为：排尿困难、尿频、尿急、尿痛、血尿、夜尿增多以及急迫性尿失禁等，可伴有憋尿时耻骨上膀胱区疼痛感和不同程度的肾功能损伤；尿常规可发现白细胞和红细胞，尿细菌和抗酸杆菌培养阴性。呼吸系统并发症，主要由于氯胺酮的鼻吸方式导致，表现为慢性鼻炎、鼻中隔穿孔和鼻出血等。氯胺酮滥用的精神性症状主要为幻觉、妄想、易激惹、行为紊乱和感知综合障碍；长期滥用还会造成认知功能障碍，如学习能力下降，执行任务困难，注意力不集中，记忆力下降等。

LSD对神经系统的损伤表现为运动失调、步履蹒跚、抽搐，用量过大还会导致全身瘫痪。LSD在精神方面主要表现出欣快感或烦躁不安，2~3小时后发生视物模糊、出现幻视，幻听较少发生，有时听觉灵敏度反会提高。LSD还可引起患者对时间和空间的感知障碍，大多数滥用者常感到几千年在一瞬间就过去了，时间过得很快；有时也会感觉时间过得很慢，一分钟就像一个世纪那么久。LSD在躯体症状表现为恶心、呕吐、头晕、乏力、困倦、震颤、瞳孔散大、共济失调等，症状持续几小时后开始自行消失，并恢复正常；LSD对呼吸中枢的兴奋作用主要表现为呼吸加快、心跳加快、心输出量增加、局部皮肤潮红、体温微升和全身盗汗。

（2）致幻剂戒断的临床表现：氯胺酮戒断症状通常在停药12~48小时后出现，表现为烦躁不安、焦虑、抑郁、精神差、疲乏无力、皮肤蚁走感、失眠、心悸、手震颤等戒断症状。其戒断症状持续时间因氯胺酮滥用情况而不同。目前尚未见LSD戒断的临床报道，但 LSD 易产生强烈的精神依赖性，滥用者常把服用 LSD 的体验当成他生存的重要内容，产生不同程度的心理渴求，无法控制 LSD 的使用频率和剂量，明知有害而仍然滥用。

（3）致幻剂中毒的临床表现：氯胺酮的中毒主要表现为梦幻、错觉、尖叫、过度兴奋、烦躁不安、定向障碍、认知障碍、易激惹、呕吐、不能自控的肌肉收缩等症状，长期使用或过量使用会对脑部造成永久损害。有些滥用者将氯胺酮与海洛因、大麻等毒品一起使用，导致多药滥用中毒，甚至死亡。

第三节　其他易被滥用的临床用药

一些临床使用药品的成分中含有麻醉药品或精神药品。这类药物应在医生指导下使用，使用得当则安全有效，但是如果使用不当，就易造成滥用。这类常见的药物主要包括：

1. 复方甘草片

本品为镇咳祛痰药，是复方制剂，内含甘草流浸膏粉、阿片粉、樟脑、八角茴香油和苯甲酸钠。其中，阿片粉是其被滥用的主要因素。临床实践发现，长时间服用复方甘草片，患者可出现欣快感，并逐渐对其产生渴望和依赖，一旦停药，患者会出现频繁打呵欠、出冷汗、流鼻涕，甚至焦躁不安等临床戒断症状，这些症状往往需两三个月才能消失。因此，临床推荐复方甘草片一般连续使用不超过 7 天，最好在医生的指导下用药。

2. 复方地芬诺酯

复方地芬诺酯片又名复方苯乙哌啶、止泻宁，主治急慢性功能性腹泻的药物，内含盐酸地芬诺酯和硫酸阿托品。其中，地芬诺酯是哌替啶的衍生物，长期服用后可形成依赖，属于严格管制的麻醉药品。复方地芬诺酯滥用者大部分是"自行戒毒"或将其作为

"临时替代毒品"使用，通常一次服用30~45片，或与其他药物合并滥用。过量服用复方地芬诺酯可产生心律失常、呼吸抑制和昏迷，出现腹部不适、恶心、呕吐、口干、嗜睡、烦躁、失眠、面色潮红、兴奋、心动过速、呼吸抑制、瞳孔缩小、腱反射减弱、意识障碍或昏迷等中毒症状，严重者死亡，长期大剂量使用可导致生理依赖、肝功能受损等。复方地芬诺酯片停药后会出现戒断症状，主要表现为烦躁不安、打呵欠、心慌、心跳加快、呼吸不畅、关节疼痛和失眠等。与多种药物合并使用容易发生因使用过量而中毒。

3. 右美沙芬

右美沙芬又名美沙芬、右甲吗喃、普西兰、舒得、美可、贝泰、芬克斯，是吗啡类左吗喃甲基醚的右旋异构体，通过抑制延髓咳嗽中枢而发挥中枢性镇咳作用，镇咳强度略强或等同于可待因，无镇痛作用。右美沙芬在合理的剂量范围内是安全有效的镇咳药。但研究发现一次性服用剂量超过 120 mg 或者 2 mg/kg（是治疗剂量的 5~10 倍），可使服用者在精神、生理上产生与苯环己哌啶（又名"天使粉"，一种致幻剂）类似的迷幻效果。

右美沙芬的滥用情况在欧美国家十分严重。2005 年，美国食品药物监督管理局（FDA）发出警告，滥用右美沙芬可造成死亡或其他严重的不良反应，如脑损伤、癫痫发作、意识丧失和心律失常。我国近年也出现滥用右美沙芬的病例报道。

4. 可待因复方口服溶液

可待因是从阿片中提取或者通过吗啡的甲基化作用制成的阿片类药物，可选择性地抑制延髓的咳嗽中枢，镇咳作用迅速有效。可待因复方口服溶液主要是指含有可待因的一类复方制剂，以止咳溶液的形式口服可用于咳嗽的缓解。各品种可待因复方口服溶液的成分略有不同，但其主要有效成分均含有磷酸可待因，含量一般在0.1%左右，大部分品种还含有盐酸麻黄碱、马来酸溴苯那敏、氯化铵、盐酸曲普利啶、愈创甘油醚等成分。目前在我国获准上市的含可待因类药物的口服溶液共有13个品种（9个国产品种和4个进口品种）。

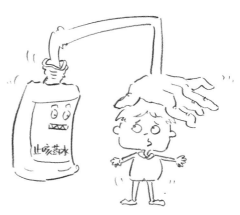

可待因复方口服溶液的滥用多集中在歌舞厅、迪厅、网吧等公共娱乐场所。滥用者涉及各阶层人群，包括"白领"、私企老板、待业或无业青少年，近年甚至逐渐向在校中学生侵蚀。很多滥用者在娱乐性服用这类药物的同时还服用红酒、啤酒、可乐、红牛饮料，甚至与"冰毒""摇头丸"、大麻等同时合并滥用。虽然可待因复方口服溶液中的可待因含量较低，但若长期大量连续使用，其中的磷酸可待因和麻黄碱两种成分作用叠加，同样会造成依赖性。滥用者使用时会产生欣快感、幻觉和晕眩，戒断时会出现阿片类戒断综合征，急性中毒时出现意识障碍，呼吸及心血管系统衰竭，甚至死亡。可待因复方口服溶液的精神依赖性强于生理依赖性。

目前，复方甘草片和复方地芬诺酯片在我国为非管制处方药，药品零售店内设置专柜或专区陈列摆放，严禁开架销售，须凭处方购买。而右美沙芬在我国属于甲类非处方药，在药品零售店不用凭医师处方即可买到。可待因复方口服溶液在2015年刚被列入《麻醉药品和精神药品管理条例》第二类精神药品管理。

第四节　新精神活性物质

1. 新精神活性物质的定义与分类

联合国毒品和犯罪问题办事处（UNODC）将新精神活性物质

定义为未被联合国颁布的《1961 年麻醉品单一公约》和《1971 年精神药物公约》管制，存在滥用并会对公众健康带来威胁的物质。新精神活性物质可以是存在已久，但是滥用趋势最近才呈现的物质，如氯胺酮。UNODC 将新精神活性物质分为 7 类：

（1）合成大麻素类（synthetic cannabinoids）：大麻素受体激动剂，功效与大麻中主要的精神活性成分 $^\triangle$9−四氢大麻酚相似，经常被掺入草药产品，以"Spice""K2""Kronic"等商品名称出售。

（2）合成卡西酮类（synthetic cathinones）：国际管制物质卡西酮的类似物或衍生物，具有兴奋作用。

（3）氯胺酮（ketamine）：小剂量时可用作兴奋剂，大剂量时则可用作致幻剂。它是亚洲最普遍的一种新精神活性物质。

（4）苯乙胺类（phenethylamines）：与苯丙胺和去氧麻黄碱化学结构类似的物质，具有兴奋、致幻作用。

（5）哌嗪类（piperazines）：具有类似于甲基苯丙胺和 MDMA 的兴奋和致幻作用，但效果较温和，持续时间也更长。该类药物中最常被报告的物质是 N−苄基哌嗪和 1−（3−氯苯基）哌嗪。

（6）植物类（plant-based substances）：包括恰特草（Khat）、卡痛叶（Kratom）、鼠尾草（Salvia divinorum）等含有精神活性物质的植物。

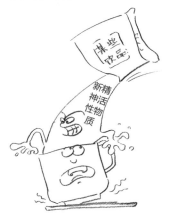

（7）其他（miscellaneous substances）：包括色胺类、氨基茚类、苯环己基胺类等。

以上新精神活性物质主要以合成大麻素类、合成卡西酮类、氯胺酮的滥用较为严重。不同国家流行滥用的新精神活性物质有显著区别，这与滥用者的偏好及管制法律法规密切相关。2005 年，我国将氯胺酮列为《麻醉药品和精神药品管理条例》第一类精神药品管理；

2010 年，将 4-甲基甲卡西酮也列入第一类精神药品管理；2014 年，又将苄基哌嗪等 12 种新精神活性物质纳入上述条例的精神药品管理。2015 年我国颁布实施了《非药用类麻醉药品和精神药品列管办法》，在《非药用类麻醉药品和精神药品管制品种增补目录》中列出了 116 种新精神活性物质。

2. 新精神活性物质的危害

新精神活性物质泛滥的时间尚短，依赖性和健康损害情况尚不明确，近年来逐步显现的问题主要包括以下几点：

（1）新精神活性物质多具有兴奋和（或）致幻作用，例如卡西酮类、苯乙胺类和色胺类物质均有致幻作用。滥用者在大量吸食这些物质后可能会引起偏执、焦虑、恐慌、被害妄想等反应，甚至精神错乱，导致滥用者自残或暴力攻击他人，诱发恶性暴力案件。2012 年，美国迈阿密发生的一名裸体男子在公路上攻击一名流浪汉，并啃掉半张脸，后来检验证明该凶手在行凶前吸食一种名叫"浴盐"的药物。这种"浴盐"的主要成分是卡西酮类新精神活性物质，服用后会出现烦躁、易怒、意识紊乱、行为失常、短期记忆受损，严重时出现妄想、攻击性加强。美国另一瘾君子在吸食"浴盐"后，用割皮刀将自己的脸和肚皮割开。2012 年，英国涉及新精神活性物质案件中，滥用 4-甲基甲卡西酮人群的自杀率和自残率远高于正常人群。

（2）损害滥用者健康，诱发各类疾病，甚至死亡。由于多数新精神活性物质还不被认知，这类物质在出售时往往在包装上标有"植物兴奋剂""合法兴奋剂"等字样，欺骗使用人员不是违禁药物，误导滥用者相信该物质比传统毒品安全，从而放心大胆地滥用。新精神活性物质所导致的健康损害是多方面的，除了对神经系统的影响，对心血管系统等重要生命器官也有极大的损害。滥用者的常见临床症状为心动加速、血压升高、肝肾衰竭等急性中毒症状，严重者可抽搐、休克、脑卒中，甚至死亡。这些新精神活性物质往往是没有药用价值的，但毒副作用大，特别是对神经、精神系统的损害比传统毒品还要严重。

（3）新精神活性物质的更新换代较快，很难被及时发现和管制。2013 年，欧盟药物滥用监测中心监测到 81 种新精神活性物质；2014 年，监测到 101 种；目前已监测到 450 种以上，并呈继续上升趋势。这些新出现的品种往往效力和毒性更强，且由于对新物质认识的缺乏，滥用者无法掌握它们的安全使用量，很容易造成严重的健康伤害。例如第二代合成大麻素的代表 JWH-122 和 MAM-2201，二者对人体的作用分别是四氢大麻酚的 15 倍和 100 倍。

3. 常见的新精神活性物质

目前使用最广泛的新精神活性物质有合成大麻素、合成卡西酮类、苯乙胺和哌嗪类。

（1）合成大麻素：是使用最广泛的物质，经常混合在各种药草合剂中，以 Spice、K2、Moon Rocks、Yucatan Fire 或者 Skunk 等商品名称出售。

合成大麻素在体内能够模拟Δ9-THC 发挥作用，属于人工合成大麻素受体激动剂，能够与大麻素类似的受体结合，并且产生比天然大麻更强的效力。使用该药物经常出现的临床症状包括：高血压、晕厥、心动过速、幻觉、精神错乱、低钾血症、癫痫和惊恐发作等，一般不出现明显的戒断症状或体征，但是长期大剂量使用有可能导致生理及精神依赖性。滥用者主要表现出对药物的一种持续性渴求，这种躯体戒断症状与在大麻依赖中所观察到的症状十分相似。

（2）合成卡西酮类：主要在阿拉伯国家流行，合成卡西酮具有很强的致幻性，滥用者会出现不同的幻觉。例如，滥用者用药后出现被追捕的幻觉，为躲避追捕从窗户跳出。滥用者在体会欣喜的同时也时常表现出强烈的攻击性行为。目前关于合成卡西酮的生理及精神依赖性的临床文献尚不多见，根据其药理学特征与甲基苯丙胺及可卡因接近，推断该药可导致较强的心理渴求等精神依赖性。

（3）苯乙胺类：大多数苯乙胺衍生物属于中枢神经兴奋剂和（或）致幻剂。这类物质中的兴奋剂多作用于多巴胺，去甲肾上腺素和（或）5-羟色胺系统，产生与经典的兴奋剂（如可卡因、苯丙胺、甲基苯丙胺等）相似的作用。这类物质中的致幻剂介导特定的5-羟色胺受体的活动而产生幻觉，与LSD效果类似，但同时还有部分兴奋作用。小剂量使用时，苯乙胺能够提高思维的机敏性，不仅能使疲惫的人精力充沛，还能够增加耐力，但同时也具有使食欲减退的作用。加大剂量时，会使人产生陶醉感和更强烈的自尊感（包括恐惧感、焦虑感和不安全感减弱），还会导致血压升高、体温上升（高热）和心率加快，诱发幻觉，造成脑卒中（中风）、心脏停搏、健忘，甚至脑损伤，引发死亡。超大剂量时，造成身体感觉（听觉、触觉、嗅觉、视觉、味觉）增强，并具有催欲效果。

目前，有很多种苯丙胺类的新精神活性物质。其中大部分未受国际管制，但其流通使用量远超过受管制的苯乙胺类物质。苯丙胺类物质中最常见的是2C系列化合物，这类化合物具有苯乙胺骨架结构，都属于苯乙胺类致幻剂，包括2C-B、2C-C、2C-D、2C-E、2C-G、2C-I、2C-T-2、2C-N等。这类物质作用效果与LSD相近，可产生很强的精神兴奋和刺激作用，服用后视觉和听觉能力显著增强，性欲高涨，味觉和触觉感也有很大提升。2C系列化合物中最早流行的是2C-B。2C-B被管制之后，又陆续出现了一些其他2C系列化合物。2C系列化合物引起了很多中毒事件，目前在很多国家都陆续对该系列化合物进行管制。

（4）哌嗪类：哌嗪类是另一类涵盖范围较广的新精神活性物质，由于具有驱虫性质，哌嗪类作为这一类物质中的基本药物于1953年被首次引入医学领域。部分最常见的具有精神活性的哌嗪类物质包括：N-苄基哌嗪、1-（3-三氟甲基苯基）哌嗪和间氯苯哌嗪。在某些地区，氯苯哌嗪比N-苄基哌嗪的应用更为普遍。和苯丙胺类似物质相比，N-苄基哌嗪在使用后的表现为精神振奋，使人获得陶醉感和普遍的幸福感，因而 N–苄基哌嗪最初是为抗抑郁研制的一种药物。

这些物质的作用机制很复杂，其对 5–羟色胺和多巴胺受体系统都产生作用，与亚甲二氧基甲基苯丙胺非常相似。在一些国家（如新西兰），N–苄基哌嗪作为去氧麻黄碱的一种替代物销售。N–苄基哌嗪与三氟甲基苯基哌嗪结合，则会产生类似于亚甲二氧基甲基苯丙胺（"摇头丸"）的效果，因此 N–苄基哌嗪/三氟甲基苯基哌嗪的结合体在很多国家的俱乐部和舞会等场所中得到广泛使用。N–苄基哌嗪的别名很多，例如："Jax""A2、Benny Bear""Flying Angel""Legal E""Legal X""Pep X""Pep Love"和"Nemesis"。N–苄基哌嗪的副作用表现为反复性的思维模式、心率加快、血压升高、瞳孔扩张、恶心、脸红、轻微尿失禁、胸痛、幻觉、意识恍惚、急性精神错乱、呼吸衰竭、肾毒性和癫痫发作。其毒副作用类似于苯丙胺和其他拟交感神经药。

第五节　药物滥用及依赖的临床诊断标准和依据

我国精神病学临床与研究使用的诊断标准，主要依据美国精神医学学会的《精神障碍诊断与统计手册》（The Diagnostic and Statistical Manual of Mental Disorders，DSM）、世界卫生组织的《国际疾病与有关健康问题的国际统计分类》（International Statistical Classification of Diseases and Related Health Problems，ICD）和我国的《中国精神障碍分类与诊断标准（第 3 版）》（CCMD–3）。这三种诊断标准的基本内容均包含症状学标准、严重程度标准、病程标准和排除标准。药物滥用与依赖属于精神病学专业，对药物滥用与依赖的诊断目前都遵循上述三大诊断标准。结合我国具体情况，一般研究领域采用 DSM 或 ICD 系统诊断标准，临床工作采用 CCMD–3 诊断标准。还可以依据原卫生部（现名为国家卫生与计划生育委员会）印发的《阿片类药物依赖诊断治疗指导原则》和《苯丙胺类药物依赖诊断治疗指导原则》。

　　临床诊断时，需尽量全面收集患者的相关资料，包括主诉、现病史、既往史、个人史、家族史，女性应包括月经、生育史，并进行体格检查和精神检查，应特别注意患者的药物使用情况。如确定患者有药物滥用史或正在滥用某种药物，可确定该患者为药物滥用或成瘾障碍可疑者。结合实验室检查，患者血样或尿样的实验室特定物质检测为阳性时，可给出明确的药物相关及成瘾障碍诊断。我国常见的滥用及依赖物质包括：阿片类物质、"冰毒""摇头丸""K 粉"等。对这些药物滥用及依赖的诊断要点为：自我报告，血样、尿样等客观实验室检查结果分析或其他依据（如患者物品中混有违禁药物样品、临床体征和症状，以及知情第三方报告）。

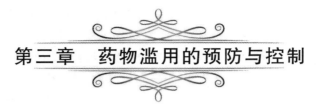

第三章　药物滥用的预防与控制

第一节　药物滥用三级预防体系

药物滥用预防与疾病预防和治疗三级预防的理念相同。药物滥用三级预防体系包括：针对普通人群的一级预防，针对高危人群及药物滥用人群早期发现的二级预防和针对药物成瘾依赖者的三级预防。具体介绍如下：

1. 药物滥用的一级预防

药物滥用的一级预防，致力于减少和消除致病因素，保持良好的生活方式和健康的精神状态，降低药物滥用发病率，这是最有效和基本的药物滥用预防。一级预防主要对象是正常人群，是对有药物滥用潜在危险的人群，特别是青少年和其他易感人群，进行禁毒预防的普及宣传教育，改善整体社会环境，堵住毒品供应渠道。目的是让人们不要错用、误用和试用毒品。

具体措施包括：从立法执法角度打击毒品犯罪，降低毒品在社会上的可获得性；在全人群，特别是"高危人群"中进行预防教育，针对危险因素和行为，采取干预措施；在青少年中树立社会责任感，开展科学人生观、价值观和健康生活方式教育。强化全民禁毒意识，营造良好社会氛围和社区环境。

2. 药物滥用的二级预防

药物滥用的二级预防是早发现、早干预、早治疗、降低药物滥用。二级预防是对处于药物滥用高度影响下的社区和存在药物滥用的人群，进行禁毒预防的集中宣传教育。二级预防有两个目标，一是对重点高危人群的宣传教育，使之了解毒品的危害，不受毒品的侵袭；二是对偶尔滥用或尝试过毒品的人群做到早发现、早干预，缩短滥用时间，减少长期滥用率，并防止复吸。二级预防的对象既包括高危人群，也包括试探性或娱乐性用药者。早期识别，并进行及时有效的早期治疗和康复，可减少药物滥用对个人及社会的危害，并防止滥用者引诱更多的人走上药物滥用之途。具体措施包括：高危人群的筛查；以社区、学校、家庭、工作场所为基础的药物滥用防范报告机制；早期治疗和干预，停止或延缓药物滥用的发展。

3. 药物滥用的三级预防

药物滥用三级预防是减少和延缓药物依赖形成后对个体、社会和公共卫生的危害性，如降低人类免疫缺陷病毒（HIV）感染和传播，降低戒毒后的复发（吸）率。三级预防对象为已被诊断为药物依赖的患者，其目的是通过治疗康复手段，积极防止和消除由于药物依赖所带来的对身体和社会的危害，提高并保持个体的社会功能，回归社会。

三级预防应以二级预防为基础，建立脱毒后的社会帮教、监管机制，加强包括社区、单位和家庭在内的社会支持，促使滥用者与家庭接触，参与社会交往；改变单纯药物脱毒的戒毒治疗方式，加强针对身心障碍的综合康复治疗；建立社会支持网络，并应设立各种各样的康复机构及自助组织。

具体措施包括：对不能戒断的静脉成瘾者，建议他们不采用静脉注射方式滥用；对不能放弃静脉注射用药的成瘾者，建议他们采用清洁针具，不共用针具。同时通过加强获得性免疫缺陷综合征（艾滋病）相关知识教育，来减少艾滋病等各类传染病的发病率。

4. 加强对药物滥用危害的宣传

三级预防的重要方法之一是宣传教育，通过大众传媒或教学系统，广泛开展有关毒品滥用的危害等相关知识的宣传教育，使公众对药物滥用有一定的认识，从而抵御外界压力和药物的诱惑，提高全民禁毒意识，提高公众健康教育水平。

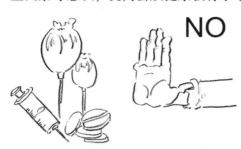

（1）建立禁毒宣传和预防劝告的机制，改变潜在滥用者的心理状态。具体而言，就是面向公众普及药物或依赖性物质的有关知识，使人们充分了解可造成滥用的物质种类，这些药物的适应证、药效、副作用、危害；深刻揭示毒品对人的身体和心理的侵害，对个人、家庭、社会的危害；指导家长或教师早期识别或防止青少年染毒；指导药物滥用者寻求医疗、心理、社会的帮助。

（2）科学地利用戒断康复期，对于药物成瘾的人员，要对其加强矫正，减少其继续滥用药物的可能性或心理需求；指导成瘾者家庭协助他们戒除毒瘾，着重教育成瘾者不要静脉用药，不要共用注射针头等。

（3）加强戒毒意志的训练。通过多种教育手段，不断强化戒毒人员对毒品危害的认识，提高戒毒人员对毒瘾的抵制能力。

通过有效的禁毒宣传与预防劝告，努力达到3个层次的目标：一是使公众能普及毒品知识与提高禁毒意识，进而主动支持、参与禁吸戒毒工作；二是使易染毒的高危人群能时刻警示自己，注意防毒拒毒，以减少新滋生的成瘾人员数量；三是使成瘾者痛下决心，坚决戒毒，以降低复吸率，提高戒断率。

第二节　药物滥用预防与控制策略

我国政府长期以来一直采取禁种、禁制、禁贩和禁吸并举的禁毒和戒毒措施，实施"减少供应、减少需求和降低危害"的禁毒策略。

1. 减少毒品非法供应

减少毒品非法供应涉及禁种、禁制、禁贩及药物管理的全面合作。我国政府对毒品是"零忍耐政策"，通过加大执法力度打击各类毒品犯罪，其首要目的是取缔毒品、截断毒品非法供应渠道，从根源上切断或减少毒品，即通过严厉的外部控制手段减少毒品供给，抑制毒品使用。

从全面禁毒的宏观角度看，减少毒品非法供应是禁毒的根本策略，通过肃清毒品的种植、生产，严厉打击毒品贩运，堵流截源，减少社会上毒品的来源和人群中毒品的可获得性，萎缩毒品消费市场，减少吸毒人员，是从源头上、根本上遏制毒品犯罪的重要手段，从根本上达到控制吸毒的目的。

2. 减少毒品非法需求

毒品消费市场的持续膨胀是毒品犯罪数量不断攀升的重要原因。因此，除对生产、贩运进行严厉打击外，我国也将吸毒定义为违法行为。减少毒品的非法需求有如下途径：一是通过在学校、工作单位、社区、家庭等场所，针对不同人群进行全面有效的预防性教育，提高全民族的禁毒意识，向青少年宣传正确的人生观、价值观，倡导健康向上的生活方式，阻止药物滥用的产生；二是对成瘾人员进行治疗和康复，积极研究探索符合中国国情的脱毒、康复和回归社会的一整套措施，使其重新走向社会，不再复吸；三是通过开展毒情监测，及时发现并消除隐患。

3. 减少毒品危害

降低危害是指应用各种措施和方法，在不一定能完全戒毒的情况下，降低与使用毒品相关的行为所造成不良后果的一种整体策略。狭义的理解是降低吸毒相关疾病（特别是艾滋病）发生率；广义来说，是全面采取措施，降低危害。具体的实践有美沙酮维持治疗、社区针具交换、娱乐场所安全套发放和宣传教育等。

吸食毒品带来的相关危害包括：传播人类免疫缺陷病毒、乙型肝炎病毒和丙型肝炎病毒，耗费更多的社会成本，吸毒者丧失个人功能、家庭功能和社会功能，与毒品相关的违法犯罪行为和反社会行为增多。

第三节　加强普通人群药物滥用预防教育

随着全球毒品政策委员会在 2011 年呼吁各国政府积极采取新措施应对毒品犯罪，对毒品及药物滥用的"镇压性政策"已逐渐向"以人为核心"的预防控制模式转移。欧美国家已率先建立了相对完善的药物滥用监测体系，如美国的"国家药物使用与健康调查""监测未来调查"和"全国药物滥用警告网"，以及英国实施的医生报告制度等。吸毒成瘾一般可分为尝试、滥用、成瘾和复吸等几个阶段，各个阶段都有其不同的特征和行为。药物滥用预防应制订不同的早期发现和预防措施方案，将毒品危害减到最小。目前，我国仍采用单一被动的场所监测，主要强调和覆盖的是成瘾、复吸或复发阶段的吸毒者，缺少针对公众和普通人群药物滥用的监测。药物滥用防控涉及社会、伦理、健康和公共安全等多领域交叉难题，需全民参与才能逐步建立起系统的药物滥用三级预防模式。

（1）加强普通人群药物滥用监测。多数药物滥用者同时患有其他躯体疾病和精神疾病，如艾滋病、病毒性肝炎、性病等躯体疾病，以及抑郁、焦虑、睡眠障碍、人格障碍等精神疾病。药物滥用者会因各种病痛症状求治于各类医疗机构，因此应在医疗机构设置药物滥用监测哨点，以早期发现药物滥用高危人群和预防药物滥用，这是禁毒工作的重要环节。

除了专业科室，在传统的临床诊疗中，医务人员很少涉及或联想到患者病症与药物滥用的关系。因此，要在医疗机构开展药物滥用监测，首先应开展对医护人员药物滥用专业教育，加强药物滥用防范的基本知识培训。只有第一线的医疗人员对药物滥用有了明确的接受和认识，才能自觉地关注药物滥用问题，并运用到常规诊疗工作中，及时发现药物滥用行为苗头和隐性滥用者，及时给予有效治疗和干预，实现早发现、早干预、杜绝滥用现象蔓延。

学生是接受新鲜事物最快的群体，也是毒品易感人群。我国教育部已将毒品教育列入中小学、中等职业学校和高等学校的正式教学计划中，但监测情况如何尚未见评估报告。如何普及家庭防毒意识，强化社区禁毒宣传教育，建立学校、家庭和社区药物滥用防控模式也是禁毒工作亟须解决的问题。

（2）合理使用麻醉药品和精神药品，防范药物成瘾。合理用药的定义是：对患者用药正确，剂量适当，治疗期限合理且用药产生的危

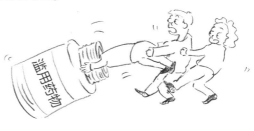

害性极小。麻醉药品和精神药品的管制宗旨是禁止非法滥用，并保障麻醉药品和精神药物的合法需求。对临床确需使用麻醉药品和精神药品的患者，应当满足其合理用药需求，充分发挥药物的治疗作用，如阿片类镇痛药、镇静催眠药等，应指导患者合理使用，防止误用或滥用。防范药物成瘾的关键在于用药前成瘾风险的评价、合理给药方案的制订、治疗药物的监测和患者教育。如发现患者有心

理健康障碍、异常用药行为和药物滥用史，或出现慢性疼痛与精神疾病（例如抑郁、焦虑、物质使用障碍等）共病时，医源性阿片类物质滥用和依赖风险可能增加，应引起重视。

（3）加强医用药物管理。麻醉药品、精神药品和易制毒化学品的行政监管仍存在一些薄弱环节，流入非法渠道的情况时有发生。执业医师的麻醉药品和第一类精神药品处方资格，须通过有关麻醉药品和精神药品使用知识的培训并考核合格后方可获得。医务人员应当根据国务院卫生主管部门制定的临床应用指导原则，严格遵守处方管理制度，应使用专用处方开具麻醉药品和精神药品，单张处方的最大用量应当符合国务院卫生主管部门的规定，保证麻醉药品和精神药品的合法、安全、合理使用，防止流入非法渠道。尤其对晚期癌症患者开具麻醉性镇痛药物时，应该根据国家对于麻醉药品管理相关规定用药，以防有人冒领自用或将药物转入非法渠道。对患者及其家人进行用药安全、储存和丢弃药物的教育，尤其注意不能将此类药物擅自提供给他人使用，警惕药物的误用、滥用和倒卖，这些均可有效降低药物成瘾和药品流失的风险。

第四节　国际和国内对药物滥用的管制

目前国际麻醉药品和精神药物管制公约体系主要由联合国颁布的《1961 年麻醉品单一公约》《1971 年精神药物公约》和 1988 年《联合国禁止非法贩运麻醉药品和精神药物公约》构成。其宗旨是保证医疗需求，防止非法滥用。这主要体现在：①充分肯定麻醉药品和精神药品的医疗和科研价值；②滥用这些药物会产生公共卫生和社会问题；③需对这些药物采取严格管制措施，只限于医疗和科研使用；④广泛开展国际合作，以便协调有关行动。《1961 年麻醉品单一公约》和《1971 年精神药物公约》这两个国际公约规定了缔约国应当采取措施将麻醉药品和精神药物的生产、制造、进口、出口、分配、储存、贸易、使用等只限于医疗和科研目的，并要求缔约国定期向联合国国际麻醉品管制局报送规定项目的统计和估计数字。1988 年《联合国禁止非法贩运麻醉药品和精神药物公约》主要专门针对非法贩运，规定禁止贩运的新措施，如禁止洗钱、控制下交付、化学品管制等。

我国目前对麻醉药品和精神药品的管理主要依据以下 2 个管理条例和 1 个管理办法：

1. 《麻醉药品和精神药品管理条例》

是我国目前麻醉药品和精神药品管理的主要法律文件，适用于麻醉药品药用原植物的种植、麻醉药品和精神药品的实验研究，以及生产、经营、使用、储存、运输及监督等系列活动的管理。

为便于实施管理，国务院药品监督管理部门同国务院公安工作主管部门和国务院卫生主管部门制定、调整并公布了《麻醉药品品种目录》和《精神药品品种目录》。2013 年 11 月 11 日，国家食品药品监督管理总局、公安部、国家卫生和计划生育委员会联合公布了《麻醉药品品种目录（2013 年版）》和《精神药品品种目录（2013 年版）》。自 2014 年 1 月 1 日起，我国将依据《麻醉药品和精神药品管理条例》，对两个目录中的麻醉药品和精神药品从研制到监管系列活动环节进行管理。两个目录共包括 121 种麻醉药品，68 种第一类精神药品，81 种第二类精神药品。2015 年列管了含可待因的复方口服溶液。

2. 《易制毒化学品管理条例》

是针对加强易制毒化学品的管理制定的条例，其宗旨是规范易制毒化学品的生产、经营、购买、运输和进出口行为，防止易制毒化学品被用于制造毒品，维护经济和社会秩序。

根据易制毒化学品的特性，《易制毒化学品管理条例》对易制毒化学品实行三类管理：①1-苯基-2-丙酮等 12 种物质（国际公约表 1 管制品种）是制造海洛因等 8 种毒品的主要原料（前体），列入第一类管制；②苯乙酸等 5 种（国际公约表 2 管制品种）物质，被列入第二类管制；③甲苯等 6 种（国际公约表 2 管制品种）制造海洛因等 8 种毒品的主要配剂，被列为第三类管制。

3.《非药用类麻醉药品和精神药品列管办法》（以下简称《办法》）

是根据《中华人民共和国禁毒法》和《麻醉药品和精神药品管理条例》等法律、法规，针对加强非药用类麻醉药品和精神药品的管理制定的。该《办法》共十条，对列管的非药用类麻醉药品和精神药品，禁止任何单位和个人生产、买卖、运输、使用、储存和进出口。各级公安机关和有关部门依法加强对非药用类麻醉药品和精神药品违法犯罪行为的打击力度。因科研、实验需要使用非药用类麻醉药品和精神药品，例如在药品、医疗器械生产、检测中需要使用非药用类麻醉药品和精神药品的标准品、对照品，以及药品生产过程中非药用类麻醉药品和精神药品中间体的管理，按照有关规定执行。非药用类麻醉药品和精神药品管制品种增补目录共列出116 种物质。

4. 其他相关药物管制行政规章

除以上法规外，我国还制定了一些针对麻醉药品和精神药品管理和使用的行政规定，详见表 3.1。

表 3.1　关于麻醉药品和精神药品管理和使用的行政规定

行政规章	印发单位
《麻醉药品、精神药品处方管理规定》	卫计委
《医疗机构麻醉药品、第一类精神药品管理规定》	卫计委
《麻醉药品、第一类精神药品购用印鉴卡管理规定》	卫计委
《关于医疗机构购买、使用麻醉药品和精神药品有关问题的通知》	卫计委、CFDA

续表

行政规章	印发单位
《关于做好麻醉药品、第一类精神药品使用培训和考核工作的通知》	卫计委
《关于公布麻醉药品和精神药品品种目录的通知》	CFDA、公安部、卫计委
《关于麻醉药品和精神药品实验研究管理规定的通知》	CFDA
《关于戒毒治疗中使用麻醉药品和精神药品有关规定的通知》	CFDA、公安部、卫计委
《非药用类麻醉药品和精神药品列管办法》	CFDA、公安部、卫计委、国家禁毒办

注：CFDA，国家食品药品监督管理总局；卫计委，国家卫生和计划生育委员会

附件1

麻醉药品品种目录（2013 年版）

序号	中文名	英文名	CAS 号	备注
1	醋托啡	Acetorphine	25333－77－1	
2	乙酰阿法甲基芬太尼	Acetyl- *alpha* － methyl-fentanyl	101860－00－8	
3	醋美沙多	Acetylmethadol	509－74－0	
4	阿芬太尼	Alfentanil	71195－58－9	
5	烯丙罗定	Allylprodine	25384－17－2	
6	阿醋美沙多	Alphacetylmethadol	17199－58－5	
7	阿法美罗定	Alphameprodine	468－51－9	
8	阿法美沙多	Alphamethadol	17199－54－1	
9	阿法甲基芬太尼	Alpha- methylfentanyl	79704－88－4	
10	阿法甲基硫代芬太尼	Alpha- methylthiofenta-nyl	103963－66－2	
11	阿法罗定	Alphaprodine	77－20－3	
12	阿尼利定	Anileridine	144－14－9	
13	苄替啶	Benzethidine	3691－78－9	
14	苄吗啡	Benzylmorphine	36418－34－5	
15	倍醋美沙多	Betacetylmethadol	17199－59－6	
16	倍他羟基芬太尼	Beta- hydroxyfentanyl	78995－10－5	
17	倍他羟基－3－甲基芬太尼	Beta- hydroxy－3－meth-ylfentanyl	78995－14－9	
18	倍他美罗定	Betameprodine	468－50－8	

续表

序号	中文名	英文名	CAS 号	备注
19	倍他美沙多	Betamethadol	17199-55-2	
20	倍他罗定	Betaprodine	468-59-7	
21	贝齐米特	Bezitramide	15301-48-1	
22	大麻和大麻树脂与大麻浸膏和酊	Cannabis and Cannabis Resin and Extracts and Tinctures of Cannabis	8063-14-7 6465-30-1	
23	氯尼他秦	Clonitazene	3861-76-5	
24	古柯叶	Coca Leaf		
25	可卡因*	Cocaine	50-36-2	
26	可多克辛	Codoxime	7125-76-0	
27	罂粟浓缩物*	Concentrate of Poppy Straw		包括罂粟果提取物*，罂粟果提取物粉*
28	地索吗啡	Desomorphine	427-00-9	
29	右吗拉胺	Dextromoramide	357-56-2	
30	地恩丙胺	Diampromide	552-25-0	
31	二乙噻丁	Diethylthiambutene	86-14-6	
32	地芬诺辛	Difenoxin	28782-42-5	
33	二氢埃托啡*	Dihydroetorphine	14357-76-7	
34	双氢吗啡	Dihydromorphine	509-60-4	
35	地美沙多	Dimenoxadol	509-78-4	
36	地美庚醇	Dimepheptanol	545-90-4	
37	二甲噻丁	Dimethylthiambutene	524-84-5	
38	吗苯丁酯	Dioxaphetyl Butyrate	467-86-7	
39	地芬诺酯*	Diphenoxylate	915-30-0	
40	地匹哌酮	Dipipanone	467-83-4	
41	羟蒂巴酚	Drotebanol	3176-03-2	
42	芽子碱	Ecgonine	481-37-8	

续表

序号	中文名	英文名	CAS 号	备注
43	乙甲噻丁	Ethylmethylthiambutene	441－61－2	
44	依托尼秦	Etonitazene	911－65－9	
45	埃托啡	Etorphine	14521－96－1	
46	依托利定	Etoxeridine	469－82－9	
47	芬太尼*	Fentanyl	437－38－7	
48	呋替啶	Furethidine	2385－81－1	
49	海洛因	Heroin	561－27－3	
50	氢可酮*	Hydrocodone	125－29－1	
51	氢吗啡醇	Hydromorphinol	2183－56－4	
52	氢吗啡酮*	Hydromorphone	466－99－9	
53	羟哌替啶	Hydroxypethidine	468－56－4	
54	异美沙酮	Isomethadone	466－40－0	
55	凯托米酮	Ketobemidone	469－79－4	
56	左美沙芬	Levomethorphan	125－70－2	
57	左吗拉胺	Levomoramide	5666－11－5	
58	左芬啡烷	Levophenacylmorphan	10061－32－2	
59	左啡诺	Levorphanol	77－07－6	
60	美他佐辛	Metazocine	3734－52－9	
61	美沙酮*	Methadone	76－99－3	
62	美沙酮中间体	Methadone Intermediate	125－79－1	4－氰基－2－二甲氨基－4，4－二苯基丁烷
63	甲地索啡	Methyldesorphine	16008－36－9	
64	甲二氢吗啡	Methyldihydromorphine	509－56－8	
65	3-甲基芬太尼	3-Methylfentanyl	42045－86－3	
66	3-甲基硫代芬太尼	3-Methylthiofentanyl	86052－04－2	
67	美托酮	Metopon	143－52－2	

续表

序号	中文名	英文名	CAS 号	备注
68	吗拉胺中间体	Moramide Intermediate	3626-55-9	2-甲基-3-吗啉基-1,1-二苯基丁酸
69	吗哌利定	Morpheridine	469-81-8	
70	吗啡＊	Morphine	57-27-2	包括吗啡阿托品注射液＊
71	吗啡甲溴化物	Morphine Methobromide	125-23-5	包括其他五价氮吗啡衍生物，特别包括吗啡-N-氧化物，其中一种是可待因-N-氧化物
72	吗啡-N-氧化物	Morphine-N-oxide	639-46-3	
73	1-甲基-4-苯基-4-哌啶丙酸酯	1-Methyl-4-phenyl-4-piperidinol propionate (ester)	13147-09-6	MPPP
74	麦罗啡	Myrophine	467-18-5	
75	尼可吗啡	Nicomorphine	639-48-5	
76	诺美沙多	Noracymethadol	1477-39-0	
77	去甲左啡诺	Norlevorphanol	1531-12-0	
78	去甲美沙酮	Normethadone	467-85-6	
79	去甲吗啡	Normorphine	466-97-7	
80	诺匹哌酮	Norpipanone	561-48-8	
81	阿片＊	Opium	8008-60-4	包括复方樟脑酊＊、阿桔片（阿橘片）＊
82	奥列巴文	Oripavine	467-04-9	
83	羟考酮＊	Oxycodone	76-42-5	
84	羟吗啡酮	Oxymorphone	76-41-5	
85	对氟芬太尼	*Para*-fluorofentanyl	90736-23-5	

续表

序号	中文名	英文名	CAS 号	备注
86	哌替啶 *	Pethidine	57－42－1	
87	哌替啶中间体 A	Pethidine Intermediate A	3627－62－1	4-氰基-1-甲基-4-苯基哌啶
88	哌替啶中间体 B	Pethidine Intermediate B	77－17－8	4-苯基哌啶-4-羧酸乙酯
89	哌替啶中间体 C	Pethidine Intermediate C	3627－48－3	1-甲基-4-苯基哌啶-4-羧酸
90	苯吗庚酮	Phenadoxone	467－84－5	
91	非那丙胺	Phenampromide	129－83－9	
92	非那佐辛	Phenazocine	127－35－5	
93	1-苯乙基-4-苯基 - 4 - 哌啶乙酸酯	1-Phenethyl－4－phenyl－4－piperidinol acetate（ester）	64－52－8	PEPAP
94	非诺啡烷	Phenomorphan	468－07－5	
95	苯哌利定	Phenoperidine	562－26－5	
96	匹米诺定	Piminodine	13495－09－5	
97	哌腈米特	Piritramide	302－41－0	
98	普罗庚嗪	Proheptazine	77－14－5	
99	丙哌利定	Properidine	561－76－2	
100	消旋甲啡烷	Racemethorphan	510－53－2	
101	消旋吗拉胺	Racemoramide	545－59－5	
102	消旋啡烷	Racemorphan	297－90－5	
103	瑞芬太尼 *	Remifentanil	132875－61－7	
104	舒芬太尼 *	Sufentanil	56030－54－7	
105	醋氢可酮	Thebacon	466－90－0	
106	蒂巴因 *	Thebaine	115－37－7	
107	硫代芬太尼	Thiofentanyl	1165－22－6	
108	替利定	Tilidine	20380－58－9	

续表

序号	中文名	英文名	CAS 号	备注
109	三甲利定	Trimeperidine	64-39-1	
110	醋氢可待因	Acetyldihydrocodeine	3861-72-1	
111	可待因*	Codeine	76-57-3	
112	右丙氧芬*	Dextropropoxyphene	469-62-5	
113	双氢可待因*	Dihydrocodeine	125-28-0	
114	乙基吗啡*	Ethylmorphine	76-58-4	
115	尼可待因	Nicocodine	3688-66-2	
116	烟氢可待因	Nicodicodine	808-24-2	
117	去甲可待因	Norcodeine	467-15-2	
118	福尔可定*	Pholcodine	509-67-1	
119	丙吡兰	Propiram	15686-91-6	
120	布桂嗪*	Bucinnazine		
121	罂粟壳*	Poppy Shell		

注：1. 上述品种包括其可能存在的盐和单方制剂（除非另有规定）。

2. 上述品种包括其可能存在的异构体、酯及醚（除非另有规定）。

3. 品种目录有*的麻醉药品为我国生产及使用的品种。

附件 2

精神药品品种目录（2013 年版）

第一类

序号	中文名	英文名	CAS 号	备注
1	布苯丙胺	Brolamfetamine	64638-07-9	DOB
2	卡西酮	Cathinone	71031-15-7	
3	二乙基色胺	3-［2-（Diethylamino）ethyl］indole	7558-72-7	DET
4	二甲氧基安非他明	（±）-2, 5-Dimethoxy-*alpha*-methylphenethylamine	2801-68-5	DMA
5	（1, 2-二甲基庚基）羟基四氢甲基二苯吡喃	3-（1, 2-dimethylheptyl）-7, 8, 9, 10-tetrahydro-6, 6, 9-trimethyl-6*H*dibenzo［b, d］pyran-1-ol	32904-22-6	DMHP
6	二甲基色胺	3-［2-（Dimethylamino）ethyl］indole	61-50-7	DMT
7	二甲氧基乙基安非他明	（±）-4-ethyl-2, 5-dimethoxy-α-methylphenethylamine	22139-65-7	DOET
8	乙环利定	Eticyclidine	2201-15-2	PCE
9	乙色胺	Etryptamine	2235-90-7	
10	羟芬胺	（±）-N-［alpha-methyl-3, 4-（methylenedioxy）phenethyl］hydroxylamine	74698-47-8	N-hydroxy MDA
11	麦角二乙胺	（+）-Lysergide	50-37-3	LSD

续表

序号	中文名	英文名	CAS 号	备注
12	乙芬胺	（±）－N-ethyl-alpha-methyl-3，4－（methylenedioxy）phenethyl-amine	82801－81－8	N-ethyl MDA
13	二亚甲基双氧安非他明	（±）－N，alpha-dimethyl-3，4－（methylene-dioxy）phenethyl-amine	42542－10－9	MDMA
14	麦司卡林	Mescaline	54－04－－6	
15	甲卡西酮	Methcathinone	5650－44－2（右旋体），49656－78－2（右旋体盐酸盐），112117－24－5（左旋体），66514－93－0（左旋体盐酸盐）.	
16	甲米雷司	4-Methylaminorex	3568－94－3	
17	甲羟芬胺	5-methoxy-α-methyl-3，4－（methylenedioxy）phenethylamine	13674－05－0	MMDA
18	4-甲基硫基安非他明	4-Methylthioamfetamine	14116－06－4	
19	六氢大麻酚	Parahexyl	117－51－1	
20	副甲氧基安非他明	P－methoxy－alpha－methylphen-ethylamine	64－13－1	PMA
21	赛洛新	Psilocine	520－53－6	
22	赛洛西宾	Psilocybine	520－52－5	
23	咯环利定	Rolicyclidine	2201－39－0	PHP
24	二甲氧基甲苯异丙胺	2，5-Dimethoxy-alpha，4-dim-ethylphenethylamine	15588－95－1	STP
25	替苯丙胺	Tenamfetamine	4764－17－4	MDA

续表

序号	中文名	英文名	CAS 号	备注
26	替诺环定	Tenocyclidine	21500-98-1	TCP
27	四氢大麻酚	Tetrahydrocannabinol		包括同分异构体及其立体化学变体
28	三甲氧基安非他明	(±)-3,4,5-Trimethoxy-alpha-methylphenethylamine	1082-88-8	TMA
29	苯丙胺	Amfetamine	300-62-9	
30	氨奈普汀	Amineptine	57574-09-1	
31	2,5-二甲氧基-4-溴苯乙胺	4-Bromo-2,5-dimethoxyphenethylamine	66142-81-2	2-CB
32	右苯丙胺	Dexamfetamine	51-64-9	
33	屈大麻酚	Dronabinol	1972-08-3	δ-9-四氢大麻酚及其立体化学异构体
34	芬乙茶碱	Fenetylline	3736-08-1	
35	左苯丙胺	Levamfetamine	156-34-3	
36	左甲苯丙胺	Levomethamfetamine	33817-09-3	
37	甲氯喹酮	Mecloqualone	340-57-8	
38	去氧麻黄碱	Metamfetamine	537-46-2	
39	去氧麻黄碱外消旋体	Metamfetamine Racemate	7632-10-2	
40	甲喹酮	Methaqualone	72-44-6	
41	哌醋甲酯（哌甲酯）*	Methylphenidate	113-45-1	
42	苯环利定	Phencyclidine	77-10-1	PCP
43	芬美曲秦	Phenmetrazine	134-49-6	

续表

序号	中文名	英文名	CAS 号	备注
44	司可巴比妥 *	Secobarbital	76－73－3	
45	齐培丙醇	Zipeprol	34758－83－3	
46	安非拉酮	Amfepramone	90－84－6	
47	苄基哌嗪	Benzylpiperazine	2759－28－6	BZP
48	丁丙诺啡 *	Buprenorphine	52485－79－7	
49	1－丁基－3－（1-萘甲酰基）吲哚	1－Butyl－3－（1-naphthoyl）indole	208987－48－8	JWH－073
50	恰特草	Catha edulis Forssk		Khat
51	2，5－二甲氧基－4－碘苯乙胺	2，5－Dimethoxy－4－iodophenethylamine	69587－11－7	2C－I
52	2，5－二甲氧基苯乙胺	2，5－Dimethoxyphenethylamine	3600－86－0	2C－H
53	二甲基安非他明	Dimethylamfetamine	4075－96－1	
54	依他喹酮	Etaqualone	7432－25－9	
55	［1－（5－氟戊基）－1H－吲哚－3－基］（2-碘苯基）甲酮	（1－（5－Fluoropentyl）－3－（2-iodobenzoyl）indole）	335161－03－0	AM－694
56	1－（5－氟戊基）－3－（1-萘甲酰基）－1H－吲哚	1－（5－Fluoropentyl）－3－（1-naphthoyl）indole	335161－24－5	AM－2201
57	γ-羟丁酸 *	Gamma－hydroxybutyrate	591－81－1	GHB
58	氯胺酮 *	Ketamine	6740－88－1	
59	马吲哚 *	Mazindol	22232－71－9	

续表

序号	中文名	英文名	CAS号	备注
60	2-（2-甲氧基苯基）-1-（1-戊基-1H-吲哚-3-基）乙酮	2-（2-Methoxyphenyl）-1-（1-pentyl-1H-indol-3-yl）ethanone	864445-43-2	JWH-250
61	亚甲基二氧吡咯戊酮	Methylenedioxypyrovalerone	687603-66-3	MDPV
62	4-甲基乙卡西酮	4-Methylethcathinone	1225617-18-4	4-MEC
63	4-甲基甲卡西酮	4-Methylmethcathinone	5650-44-2	4-MMC
64	3,4-亚甲二氧基甲卡西酮	3,4-Methylenedioxy-N-methyl-cathinone	186028-79-5	Methylone
65	莫达非尼	Modafinil	68693-11-8	
66	1-戊基-3-（1-萘甲酰基）吲哚	1-Pentyl-3-（1-naphthoyl）indole	209414-07-3	JWH-018
67	他喷他多	Tapentadol	175591-23-8	
68	三唑仑*	Triazolam	28911-01-5	

第二类

序号	中文名	英文名	CAS号	备注
1	异戊巴比妥*	Amobarbital	57-43-2	
2	布他比妥	Butalbital	77-26-9	
3	去甲伪麻黄碱	Cathine	492-39-7	
4	环己巴比妥	Cyclobarbital	52-31-3	
5	氟硝西泮	Flunitrazepam	1622-62-4	
6	格鲁米特*	Glutethimide	77-21-4	

续表

序号	中文名	英文名	CAS 号	备注
7	喷他佐辛 *	Pentazocine	55643－30－6	
8	戊巴比妥 *	Pentobarbital	76－74－4	
9	阿普唑仑 *	Alprazolam	28981－97－7	
10	阿米雷司	Aminorex	2207－50－3	
11	巴比妥 *	Barbital	57－44－3	
12	苄非他明	Benzfetamine	156－08－1	
13	溴西泮	Bromazepam	1812－30－2	
14	溴替唑仑	Brotizolam	57801－81－7	
15	丁巴比妥	Butobarbital	77－28－1	
16	卡马西泮	Camazepam	36104－80－0	
17	氯氮䓬	Chlordiazepoxide	58－25－3	
18	氯巴占	Clobazam	22316－47－8	
19	氯硝西泮 *	Clonazepam	1622－61－3	
20	氯拉䓬酸	Clorazepate	23887－31－2	
21	氯噻西泮	Clotiazepam	33671－46－4	
22	氯噁唑仑	Cloxazolam	24166－13－0	
23	地洛西泮	Delorazepam	2894－67－9	
24	地西泮 *	Diazepam	439－14－5	
25	艾司唑仑 *	Estazolam	29975－16－4	
26	乙氯维诺	Ethchlorvynol	113－18－8	
27	炔己蚁胺	Ethinamate	126－52－3	
28	氯氟䓬乙酯	Ethyl Loflazepate	29177－84－2	
29	乙非他明	Etilamfetamine	457－87－4	
30	芬坎法明	Fencamfamin	1209－98－9	
31	芬普雷司	Fenproporex	16397－28－7	
32	氟地西泮	Fludiazepam	3900－31－0	
33	氟西泮 *	Flurazepam	17617－23－1	
34	哈拉西泮	Halazepam	23092－17－3	

序号	中文名	英文名	CAS 号	备注
35	卤沙唑仑	Haloxazolam	59128－97－1	
36	凯他唑仑	Ketazolam	27223－35－4	
37	利非他明	Lefetamine	7262－75－1	SPA
38	氯普唑仑	Loprazolam	61197－73－7	
39	劳拉西泮＊	Lorazepam	846－49－1	
40	氯甲西泮	Lormetazepam	848－75－9	
41	美达西泮	Medazepam	2898－12－6	
42	美芬雷司	Mefenorex	17243－57－1	
43	甲丙氨酯＊	Meprobamate	57－53－4	
44	美索卡	Mesocarb	34262－84－5	
45	甲苯巴比妥	Methylphenobarbital	115－38－8	
46	甲乙哌酮	Methyprylon	125－64－4	
47	咪达唑仑＊	Midazolam	59467－70－8	
48	尼美西泮	Nimetazepam	2011－67－8	
49	硝西泮＊	Nitrazepam	146－22－5	
50	去甲西泮	Nordazepam	1088－11－5	
51	奥沙西泮＊	Oxazepam	604－75－1	
52	奥沙唑仑	Oxazolam	24143－17－7	
53	匹莫林＊	Pemoline	2152－34－3	
54	苯甲曲秦	Phendimetrazine	634－03－7	
55	苯巴比妥＊	Phenobarbital	50－06－6	
56	芬特明	Phentermine	122－09－8	
57	匹那西泮	Pinazepam	52463－83－9	
58	哌苯甲醇	Pipradrol	467－60－7	
59	普拉西泮	Prazepam	2955－38－6	
60	吡咯戊酮	Pyrovalerone	3563－49－3	
61	仲丁比妥	Secbutabarbital	125－40－6	
62	替马西泮	Temazepam	846－50－4	

续表

序号	中文名	英文名	CAS 号	备注
63	四氢西泮	Tetrazepam	10379-14-3	
64	乙烯比妥	Vinylbital	2430-49-1	
65	唑吡坦 *	Zolpidem	82626-48-0	
66	阿洛巴比妥	Allobarbital	58-15-1	
67	丁丙诺啡透皮贴剂 *	Buprenorphine Transdermal patch		
68	布托啡诺及其注射剂 *	Butorphanol and its injection	42408-82-2	
69	咖啡因 *	Caffeine	58-08-2	
70	安钠咖 *	Caffeine Sodium Benzoate		CNB
71	右旋芬氟拉明	Dexfenfluramine	3239-44-9	
72	地佐辛及其注射剂 *	Dezocine and Its Injection	53648-55-8	
73	麦角胺咖啡因片 *	Ergotamine and Caffeine Tablet	379-79-3	
74	芬氟拉明	Fenfluramine	458-24-2	
75	呋芬雷司	Furfennorex	3776-93-0	
76	纳布啡及其注射剂	Nalbuphine and its injection	20594-83-6	
77	氨酚氢可酮片 *	Paracetamol and Hydrocodone Bitartrate Tablet		
78	丙己君	Propylhexedrine	101-40-6	
79	曲马多 *	Tramadol	27203-92-5	
80	扎来普隆 *	Zaleplon	151319-34-5	
81	佐匹克隆	Zopiclone	43200-80-2	

注：1. 上述品种包括其可能存在的盐和单方制剂（除非另有规定）。

　　2. 上述品种包括其可能存在的异构体（除非另有规定）。

　　3. 品种目录有 * 的精神药品为我国生产及使用的品种。

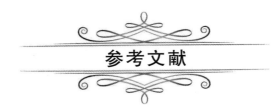

参考文献

［1］ 李密，刘志民，赵苓. 药物滥用与药物依赖性. 北京：中国科学技术出版社，1992.

［2］ 施红辉，李荣文，蔡燕强. 毒品成瘾矫治概论. 北京：科学出版社，2009.

［3］ 刘志民，吕宪祥. 中国药物滥用监测概述. 中国药物依赖性杂志，2004，13（1）：11-17.

［4］ 连智，曹家琪，刘志民. 美国监测未来介绍. 中国药物依赖性杂志，1999，8（3）：232-233.

［5］ 刘志民，杜存. 刑拘人员药物滥用监测计划概述. 中国药物滥用防治杂志，2008，14（3）：155-158.

［6］ 国务院法制办公室. 中华人民共和国医药卫生法典. 北京：中国法制出版社，2013.

［7］ 张宝霞. 镇静催眠药使用现状. 天津药学，2014，26（6）：67-70.

［8］ 程赓，李泽爱，李文飞，汪莉，储昭学，朱道明. 长期应用苯二氮䓬类药物的精神科门诊病人的状况. 中国药物滥用防治杂志，2007，13（2）：91-93.

［9］ 郭慧荣，任玉明. 扎来普降治疗失眠症的临床观察. 实用心脑肺血管病杂志，2007，15（2）：125-126.

［10］ 崔天丽. 急性苯二氮䓬类药物中毒 55 例急救与护理. 中国冶金工业医学杂志，2014，31（1）：75-76.

［11］ 刘志民. 苯丙胺类中枢兴奋剂滥用防治. 中国药物滥用防治杂志，2002，（3）：4-14.

［12］ 何颂跃. 冰毒危害与毒品犯罪. 北京：人民法院出版社，1999.

［13］ Courtney KE，Ray LA. Methamphetamine：an update on epidem-iology，pharmacology，clinical phenomenology，and treatment literature. Drug Alcohol Depend, 2014, 143: 11-21.

［14］李素霞, 黄明生. MDMA 神经毒性及其机制的研究进展. 国际精神病学杂志（原国外医学·精神病学分册）, 2005, 32（3）: 162-165.

［15］杨黎华. 天然致幻剂的危害及滥用的预防. 法制与社会, 2012, 01: 258.

［16］DavidAbrahart. A Critical Review Theories and Research Concerning LSD and Mental Health［EB/OL］.［2010-12-08］http://www.maps.org/research/abrahart.html.

［17］党丽娟. 药事管理学. 2 版. 北京: 中国医药科技出版社, 2012.

［18］中国法制出版社. 中华人民共和国医药卫生法典最新升级版. 北京: 中国法制出版社, 2013.

［19］胡晋红. 新编常用药物手册. 北京: 金盾出版社, 2009.

［20］汤妙瑜, 陈春红, 黄瑞儿, 等. 联邦止咳露成瘾的原因分析与护理对策. 护理实践与研究, 2008, 5（4）: 41-42.

［21］何日辉, 肖晓山. 止咳药水成瘾的现状及对策. 现代医院, 2006,（6）, 9: 32-34.

［22］刘志民, 吕宪祥, 连智, 等. 我国部分地区止咳药滥用情况流行病学调查. 药物流行病学杂志, 2002, 11（2）: 73-75.

［23］刘展瑞. 试论现今青少年滥用药物的诱因与服务介入模式. 中国药物滥用防治杂志, 2007, 13（6）: 349-351.

［24］复方甘草片依赖 1 例报道. 中国药物滥用防治杂志, 2004, 10（6）: 343.

［25］李长龄. 常用药物商品名别名速查. 北京: 北京科学技术出版社, 2012.

［26］国家食品药品监督管理局. 食品药品监管总局 国家卫生计生委关于加强含可待因复方口服液体制剂管理的通知.［2015-04-29］. http://www.sda.gov.cn/WS01/CL1035/118261.html.

［27］国家食品药品监督管理局. 国家食品药品监督管理总局办公厅关于进一步加强含可待因复方口服溶液、复方甘草片和复方地芬诺酯片购销管理的通知.［2013-07-08］. http://www.sda.gov.cn/WS01/CL0844/82224.html.

［28］何日辉, 王晓丽, 陈海龙. 右美沙芬滥用一例. 中国药物依赖性杂志, 2008, 17（5）: 399.

［29］Schewartz RH. Adolescent abuse of dextromethorphan. Clin Pediatr（Phila）, 2005, 44（7）: 565-568.

［30］徐鹏，刘克林，高利生. 新型香料类毒品的研究进展. 中国药物依赖性杂志，2012，21（6）：406-410.

［31］张黎，张拓. 新精神活性物质的滥用危害与防控问题研究——以构建我国禁毒防控体系为视角. 中国人民公安大学学报（社会科学版），2013，29（4）：88-96.

［32］钱振华，徐鹏，刘克林. 2C系列化合物简介. 中国药物滥用防治杂志，2013，19（2）：102-104.

［33］中华人民共和国中央人民政府. 中华人民共和国禁毒法. ［2008-6-1］. http：//www. gov. cn/flfg/2007-12/29/content_ 847311. htm.

［34］中国司法行政戒毒工作协会. 麻醉药品和精神药品管理条例. 国务院令第442号. ［2005-8-3］. http：//www. moj. gov. cn/Drug_ detoxification/content/2015-08/26/content_ 6240349. htm.

［35］方来英. 北京地区医疗机构麻醉药品和精神药品规范化临床应用与管理（北京市卫生局培训教材）. 上海：第二军医大学出版社，2010.

［36］李潇潇，邓艳萍. 阿片类药物在慢性疼痛控制中的成瘾风险与评价. 中国药物滥用与防治杂志，2013，19（5）：271-274.